DIABETISCH KOOKBOEK VOOR BEGINNERS

Een gids voor het omgaan met diabetes met snelle, eenvoudige, heerlijke en gezonde recepten

Dr. Kanisha T. Greer

Inhoudsopgave

voedingsrijke voedingsmiddelen zoals fruit, groenten en volle granen. Geef prioriteit aan magere eiwitten, gezonde vetten en koolhydraten met een lage glycemische index. Gebruik kookmethoden waarbij voedingsstoffen behouden blijven, minimaliseer toegevoegde snoepjes en bewerkte maaltijden en investeer

INVOERING

Welkom bij het Diabetische kookboek voor beginners'. In dit verhelderende boek gaan we op zoek naar het demystificeren van diabetes, waarbij we de algemene opvatting dat diabetes een eenvoudige medische ziekte is, overstijgen. Ons doel is duidelijk: individuen voorzien van de informatie en middelen die nodig zijn om diabetes niet alleen onder controle te houden, maar ook te laten floreren via de transformerende kracht van voedsel.

Terwijl we ons verdiepen in de nuances van diabetes, ontdekken we de impact ervan op de gezondheid, waarbij we verder kijken dan de oppervlakte om het samenhangende web van factoren te verkennen die van invloed zijn op de ontwikkeling en progressie ervan. Dit boek is meer dan een compilatie van recepten; het is een holistische benadering van diabetes, die lezers een volledig begrip van de aandoening wil geven. Wij zijn ervan overtuigd dat voeding een krachtig medicijn kan zijn, en met de juiste aanpak een hoeksteen kan worden voor het voorkomen en beheersen van diabetes.

Dus of je nu een nieuwkomer in de keuken of een doorgewinterde kok, ga met ons mee op deze gastronomische en educatieve ervaring. Laten we een levensstijl omarmen die niet alleen het lichaam voedt, maar ook een gevoel van welzijn, veerkracht en empowerment creëert in het licht van diabetes.

HOOFDSTUK 1: DIABETES

Diabetes is een chronische stofwisselingsziekte die wordt gedefinieerd door een verhoogde bloedsuikerspiegel, die voortkomt uit het onvermogen van het lichaam om insuline aan te maken of efficiënt te gebruiken. Insuline, een hormoon dat door de alvleesklier wordt aangemaakt, speelt een cruciale rol bij het reguleren van de bloedsuikerspiegel en het bevorderen van de opname van suiker in de cellen voor energie.

Er zijn twee basisvormen van diabetes: Type 1 en Type 2. Type 1-diabetes is een auto-immuunziekte waarbij het immuunsysteem per ongeluk de insulineproducerende bètacellen in de pancreas aanvalt en vernietigt. Dit leidt tot een tekort aan insuline, waardoor een externe insuline behandeling nodig is.

Omgekeerd gaat het bij type 2-diabetes om insulineresistentie, waarbij de lichaamscellen minder ontvankelijk worden voor insuline. Hoewel de alvleesklier insuline kan aanmaken, is dit onvoldoende om deze weerstand te overwinnen, wat resulteert in een verhoogde bloedsuikerspiegel. Type 2-diabetes wordt vaak beïnvloed door erfelijke factoren, levensstijl, beslissingen en gewicht.

Beide soorten diabetes brengen aanzienlijke gezondheidsproblemen met zich mee als ze niet op de juiste manier onder controle worden gehouden. Complicaties kunnen zijn: cardiovasculaire problemen, nierbeschadiging, gezichtsstoornissen en zenuwbeschadiging. Het begrijpen van deze verschillen is van cruciaal belang voor een optimaal beheer en helpt individuen weloverwogen levensstijl keuzes te maken om de effecten van diabetes op hun gezondheid te verminderen.

Hoe insuline werkt

Insuline is een cruciaal hormoon dat de ingewikkelde dans van het glucose beheer in het menselijk lichaam orkestreert. Insuline, geproduceerd door de alvleesklier, speelt een belangrijke rol bij het beheersen van de bloedsuikerspiegel. Wanneer we voedsel consumeren, vooral koolhydraten, breekt het spijsverteringsstelsel deze componenten af tot glucose, een soort suiker die als primaire energiebron fungeert.

Insuline fungeert als een sleutel die cellen ontgrendelt, waardoor ze glucose uit de bloedbaan kunnen ontvangen. Beschouw cellen als huizen en insuline als de sleutel die de deuren opent, waardoor glucose binnenkomt en energie levert voor tal van lichaamsprocessen. Deze procedure is van vitaal belang voor het behoud van het delicate evenwicht van de bloedsuikerspiegel.

Naast het bevorderen van de opname van glucose, speelt insuline ook een cruciale rol bij het opslaan van overtollige glucose. Wanneer de bloedsuikerspiegel verhoogd is, instrueert insuline de lever om de overtollige glucose om te zetten in glycogeen, een vorm van energieopslag. Dit glycogeen kan vrijkomen wanneer er energie nodig is tussen de maaltijden door of tijdens lichamelijke inspanning.

Het delicate samenspel tussen insuline en glucose is een nauwkeurig afgestemd proces dat ervoor zorgt dat cellen de energie ontvangen die ze nodig hebben voor optimale prestaties. Verstoringen van dit mechanisme, zoals we zien bij ziekten als diabetes, kunnen ernstige gevolgen hebben voor de algemene gezondheid, wat de cruciale noodzaak onderstreept om te begrijpen hoe insuline in het lichaam werkt.

ROL VAN VOEDING

Het belang van voeding is van vitaal belang bij de behandeling van diabetes en speelt een cruciale rol bij het beheersen van de bloedsuikerspiegel en het algehele welzijn. Hier zijn de essentiële componenten van de functie van voeding bij diabetes:

1.   Controle   van   de bloedsuikerspiegel:

Koolhydraten Beheer: het monitoren en beheren van de koolhydraatconsumptie is van cruciaal belang. Het kiezen van complexe koolhydraten met een lage glycemische index helpt abrupte stijgingen van de bloedsuikerspiegel te voorkomen.

Maaltijd Timing:

Consistente maaltijd, timing en -afstand kunnen helpen bij het handhaven van een stabiele bloedsuikerspiegel gedurende de dag.

2. Evenwichtige voeding:

Eiwitinname:

Het opnemen van magere eiwitbronnen helpt bij het verzadigingsniveau, handhaaft de spier gezondheid en kan de invloed van koolhydraten op de bloedsuikerspiegel verminderen.

Gezonde vetten:

Het opnemen van bronnen van gezonde vetten, zoals avocado's, amandelen en olijfolie, kan bijdragen aan een uitgebalanceerd dieet.

3. Portiecontrole:

Het beheren van de portie verhoudingen is essentieel om overconsumptie van calorieën en koolhydraten te voorkomen.

4. Voedingsdichtheid:

Het benadrukken van voedsel dat rijk is aan voedingsstoffen, zoals fruit, groenten, volle granen en magere eiwitten, zorgt ervoor dat maaltijden de noodzakelijke vitamines en mineralen bevatten zonder overmatige calorieën.

5. Vezelinname:

Het opnemen van vezelrijk voedsel verbetert de spijsvertering en helpt de bloedsuikerspiegel te verlagen. Vezelrijk voedsel bevat volle granen, peulvruchten, fruit en groenten.

6. Hydratatie:

Voldoende gehydrateerd blijven is essentieel voor de algehele gezondheid en kan uitdroging helpen voorkomen, een mogelijk probleem voor mensen met diabetes.

7. Op maat gemaakte benaderingen:

Voedingsregimes moeten worden afgestemd op criteria zoals leeftijd, gewicht, fysiek activiteitsniveau en andere gezondheidsproblemen.

8. Regelmatig meten:

Het regelmatig meten van de bloedsuikerspiegel voor en na de maaltijd helpt individuen te leren hoe verschillende voedingsmiddelen hun lichaam beïnvloeden en maakt tijdige aanpassingen aan voedingsregimes mogelijk.

9. kennis en veranderingen in levensstijl:

Kennis over voeding is empowerend voor mensen met diabetes. Het begrijpen van de invloed van voedselkeuzes en het aannemen van duurzame veranderingen in levensstijl is cruciaal voor langetermijnbeheer.

10. Samenwerking met gezondheidszorgprofessionals:

Door samen te werken met zorgverleners, in het bijzonder diëtisten en voedingsdeskundigen, zorgen we ervoor dat voedingsplannen overeenkomen met de individuele gezondheidsbehoeften en een aanvulling vormen op andere gebieden van de diabetesbehandeling, inclusief medicijnen.

In essentie is een uitgebalanceerd en op maat gemaakt voedingsplan een hoeksteen van diabetes beheersing. Het helpt niet alleen bij het reguleren van de bloedsuikerspiegel, maar verbetert ook de algemene gezondheid, het energieniveau en de levenskwaliteit van mensen met diabetes

Het integreren van fysieke activiteiten

Het integreren van lichaamsbeweging is een hoeksteen in de behandeling van diabetes en biedt verschillende voordelen die de algehele gezondheid positief verbeteren. Regelmatige lichaamsbeweging bevordert de insulinegevoeligheid, waardoor cellen efficiënter glucose kunnen opnemen en de afhankelijkheid van insuline voor de bloedsuikerspiegel wordt verminderd. Dit effect is vooral essentieel voor mensen met diabetes type 2, omdat insulineresistentie een veel voorkomend onderliggend probleem is.

Bovendien draagt fysieke activiteit bij aan gewichtsbeheersing, een ander cruciaal onderdeel van de diabetestherapie. Regelmatige lichaamsbeweging helpt het lichaamsgewicht onder controle te houden en het visceraal vet te verlagen, wat rechtstreeks verband houdt met insulineresistentie en een verhoogd risico op diabetes.

Aërobe oefeningen, zoals wandelen, hardlopen of fietsen, bevorderen de cardiovasculaire gezondheid en helpen bij het handhaven van een gezond bloeddruk niveau. Krachttraining Activiteiten vergroten de spiermassa en leiden tot een beter gebruik van glucose. Beide vormen van lichaamsbeweging hebben een functie bij het reguleren van de bloedsuikerspiegel en het verlagen van de HbA1c-waarden.

Bovendien levert regelmatige fysieke activiteit voordelen op die verder gaan dan de controle van de bloedsuikerspiegel, waaronder stressvermindering en een verbeterd mentaal welzijn. Het bevordert de algemene fitheid, vermindert het risico op cardiovasculaire problemen en bevordert een gevoel van empowerment en veerkracht bij degenen die met diabetes omgaan.

Het is essentieel om training routines af te stemmen op individuele fitness niveaus en gezondheidsproblemen. Overleg met professionals in de gezondheidszorg garandeert een veilig en succesvol fitness regime dat samenvalt met de doelstellingen van diabetesmanagement, waarbij de holistische voordelen van een fysiek actieve levensstijl worden benadrukt.

EEN DIABETISCH-VRIENDELIJKE KEUKEN BOUWEN

Het bouwen van een diabetesvriendelijke keuken betekent het inslaan van volledige,

voedingsrijke voedingsmiddelen zoals fruit, groenten en volle granen. Geef prioriteit aan magere eiwitten, gezonde vetten en koolhydraten met een lage glycemische index. Gebruik kookmethoden waarbij voedingsstoffen behouden blijven, minimaliseer toegevoegde snoepjes en bewerkte maaltijden en investeer in hulpmiddelen voor portie beheer. Creëer een omgeving die evenwichtige, bloedsuiker ige maaltijden bevordert.

Essentiële ingrediënten voor koken met diabetes

Essentiële componenten voor het koken voor diabetici draaien om voedzame, complete maaltijden die de bloedsuikerspiegel onder controle houden en het algehele welzijn bevorderen.

1. Volle granen: Kies voor gezonde granen zoals quinoa, bruine rijst en haver. Deze geven vezels, waardoor een langzamere spijsvertering en stabiele bloedsuikerspiegels mogelijk zijn.

2. Magere eiwitten: Voeg bronnen toe zoals gevogelte, vis, tofu en linzen. Eiwit helpt de volheid te behouden en de spier gezondheid te behouden.

3. Kleurrijke groenten: Voeg een reeks kleurrijke groenten toe voor een spectrum aan voedingsstoffen. Niet-zetmeelrijke voedingsmiddelen zoals bladgroenten, broccoli en paprika's zijn geweldige keuzes.

4. Gezonde vetten: Kies bronnen zoals avocado's, amandelen, zaden en olijfolie. Deze geven hart-gezonde vetten zonder de bloedsuikerspiegel te verhogen.

5. Laag-glycemische vruchten: Kies voor fruit met een lage glycemische index, zoals bessen, kersen en appels. Deze vruchten geven glucose geleidelijker af.

6. Kruiden en specerijen: Verbeter smaken zonder toegevoegde suikers of natrium met kruiden en specerijen zoals kaneel, kurkuma en knoflook.

7. Vetarme zuivel: Kies magere of vetarme zuivelproducten voor calcium en eiwit zonder extra verzadigd vet.

8. Zoetstoffen voor hele voedingsmiddelen: Gebruik indien nodig spaarzaam natuurlijke zoetstoffen zoals stevia of monnik fruit, in plaats van bewerkte suikers.

9. Voedselrijk voedsel: Voedingsmiddelen die rijk zijn aan vezels, zoals peulvruchten en vezelrijke groenten, helpen de bloedsuikerspiegel onder controle te houden en verbeteren de spijsvertering.

Door zich op deze fundamentele ingrediënten te concentreren, kunnen individuen evenwichtige, hartige maaltijden bereiden die overeenkomen met de doelstellingen van diabetesmanagement, waardoor een basis wordt gecreëerd voor een bevredigend en aangenaam diabetesvriendelijk dieet.

Gezonde kooktechnieken

1. Grillen en braden: Kies voor grillen of braden om natuurlijke smaken naar voren te brengen zonder onnodige toegevoegde vetten. Deze aanpak karamelliseert groenten en eiwitten, waardoor de smaak wordt versterkt zonder de voedingswaarde te verminderen.

2. Stomen: Door te stomen blijven de voedingsstoffen behouden en wordt de behoefte aan extra vetten geminimaliseerd. Het is perfect voor het koken van groenten, zeevruchten en gevogelte met behoud van hun oorspronkelijke kenmerken.

3. Sauteren met gezonde oliën: Gebruik hart-gezonde oliën zoals olijfolie om te sauteren. Deze aanpak kookt snel groenten en eiwitten en voegt smaken toe zonder overmatige calorieën.

4. Bakken en braden: Bakken en braden vereisen minimale extra lipiden. Kies deze methoden voor het bereiden van magere eiwitten, groenten en volle granen.

5. Stroppen: Bij stroperij wordt voedsel in vloeistof gekookt, waarbij de zachtheid behouden blijft zonder toevoeging van lipiden. Het is geschikt voor eiwitten zoals vis of gevogelte.

6. Roerbakken met groenten: Door te roerbakken met een minimum aan olie worden groenten snel gaar, waarbij hun voedingswaarde en mooie kleuren behouden blijven. Kies kleurrijke, zetmeelrijke groenten voor verbeterde gezondheidsvoordelen.

7. Kruiden en specerijen gebruiken: Breng voedsel op smaak met kruiden en specerijen in plaats van overtollig zout, suiker of schadelijke specerijen. Dit biedt rijkdom zonder de voedingsdoelen in gevaar te brengen.

8. Portiecontrole: Houd rekening met de portiegroottes om de calorie-inname te beperken. Kleinere porties helpen een gezond gewicht te behouden, een essentieel aspect van diabetes management.

Door deze benaderingen te integreren, kunnen individuen verrukkelijke, plezierige maaltijden bereiden die aansluiten bij de voedingsaanbevelingen voor diabetes, waardoor de algehele gezondheid en het welzijn worden ondersteund.

HOOFDSTUK 2:
MAALTIJDPLANNER

Dag 1:

Ontbijt: Roerei met spinazie en
volkoren toast.

Lunch: kipsalade (gegrild) en
vinaigrette met gemengd groen.

Diner: Gebakken zalm met quinoa en
gestoomde broccoli.

Dag 2:

Ontbijt: Griekse yoghurt met bessen en een
strooi amandelen.

Lunch: groenteroerbak met bruine rijst
en kalkoen.

Diner: Linzensoep met een kant van
geroosterd Spruitjes.

Dag 3:

Ontbijt: Havermout met gesneden
aardbeien
en walnoten.

Lunch: Kikkererwten- en groentewrap met
volkoren tortilla.

Diner: Gegrilde garnalen met quinoa en
gebakken asperges.

Dag 4:

Ontbijt: Kwark met ananas

brokken.

Lunch: Quinoa salade met zwarte bonen,

maïs, tomaten en avocado.

Diner: kippendijen (gebakken) met groen

bonen en zoete aardappelpartjes.

Dag 5:

Ontbijt: Volkoren Engelse muffin met

banaan en pindakaas.

Lunch: Tofu en groentecurry met
bloemkool rijst.

Diner: Kabeljauw met citroen-dillesaus,
geserveerd met gestoomde broccoli.

Dag 6:

Ontbijt: Chiazaad Pudding met
ongezoete amandelmelk en bessen.

Lunch: Spinazie en feta-omelet met een
bijgerecht van kerstomaatjes.

Diner: Kalkoen Chili met zwarte bonen en
een salade.

Dag 7:

Ontbijt: Avocado en gepocheerd ei erop
volkoren toast.

Lunch: Gegrilde groente- en quinoakom
met een scheutje balsamico vinaigrette.

Diner: Roergebakken tofu met broccoli en
bruine rijst.

Dag 8:

Ontbijt: Gerookte zalm en room
kaaswrap met volkoren tortilla.

Lunch: Mediterrane kikkererwtensalade
met

komkommer, tomaat en feta.

Diner: Gebakken zoete aardappel met
zwarte bonen en maïs salsa.

Dag 9:

Ontbijt: Banaan- en amandelboter
smoothie met ongezoete amandel
melk.

Lunch: Wraps met kalkoen en
avocadosalade met een kant van
babyworteltjes.

Diner: Gegrilde kip met quinoa en
geroosterde spruitjes.

Dag 10:

Ontbijt: Griekse yoghurt, volkoren
wafels en verse bessen.

Lunch: Linzen- en groentesoep met
gemengd groen aan de zijkant.

Diner: Roerbak garnalen en broccoli met
bruine rijst.

Dag 11:

Ontbijt: Frittata van spinazie en tomaat met
een kant van gesneden meloen.

Lunch: salade (caprese) met mozzarella,
tomaten en basilicum.

Diner: Gebakken kabeljauw met citroen en kruiden, geserveerd met asperges.

Dag 12:

Ontbijt: Smoothie van bosbessen en amandelen met ongezoete amandelmelk.

Lunch: Quinoa-gevulde paprika met magere kalkoen.

Diner: Gegrilde groentespiesjes met tofu en een kant van quinoa.

Dag 13:

Ontbijt: Granola en gemengde bessen met
Perfecte Griekse yoghurt.

Lunch: Caesarsalade met kip en romaine
sla en kerstomaatjes.

Diner: Gebakken kipfilet met zoetigheid
aardappelpartjes en sperziebonen.

Dag 14:

Ontbijt: Omelet met champignons,
spinazie en fetakaas.

Lunch: Salade van zwarte bonen en veldsla
met avocado-limoen dressing.

Diner: Kalkoen- en groentekebab met een

kant van couscous.

Vergeet niet om de portiegroottes in de gaten te houden, gehydrateerd te blijven en een evenwichtige benadering van voeding te handhaven. Pas het maaltijdplan aan op basis van individuele voorkeuren en raadpleeg een zorgverlener voor persoonlijke begeleiding.

HOOFDSTUK 3: RECEPTEN

Diabetes Vriendelijk ontbijt:

Groente- en ei muffin bekers:

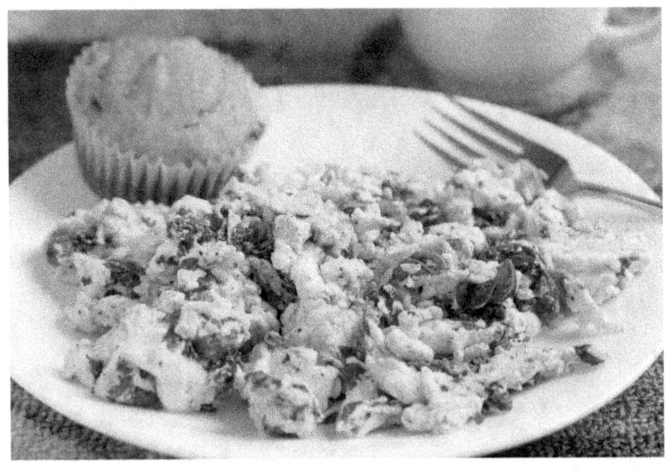

Ingrediënten:

4 grote eieren

1/2 kop gehakte paprika

1/2 kop gehakte tomaten

1/4 kopje in blokjes gesneden uien

Zout en peper naar smaak

Instructies:

1. Verwarm de oven voor 190°C.

2. Meng de eieren in een kom en voeg ze in
   blokjes groenten.

3. Breng op smaak met zout en peper.

4. Giet het mengsel in ingevette muffins
   kopjes.

5. Bak gedurende 15-20 minuten of tot de
eieren gaar zijn set.

Voedingswaarden (bij benadering):

Calorieën: Ongeveer 150 calorieën

Eiwit: Ongeveer 12 g

Vet: ongeveer 8 g

Koolhydraten: ongeveer 6 g

Vezels: ongeveer 1,5 g

Kooktijd: 20 minuten.

Griekse yoghurt en bessen parfait:

Ingrediënten:

1 kopje Griekse yoghurt (ongezoet)

1/2 kop gemengde diverse bessen (aardbeien,

bosbessen, frambozen)

2 theelepels gehakte noten

Druppel honing (optioneel)

Instructies:

1. Doe een laag Griekse yoghurt in een glas, gemengde bessen en gehakte amandelen.

2. Bestrooi eventueel met honing.

Voedingswaarden (bij benadering):

Calorieën: Ongeveer 250 calorieën

Eiwit: Ongeveer 18 g

Vet: ongeveer 10 g

Koolhydraten: ongeveer 20 g

Vezels: ongeveer 4 g

Kooktijd: 5 minuten.

Quinoa Ontbijtkom:

Ingrediënten:

1/2 kop gekookte quinoa

1/4 kop ongezoete amandelmelk

1 eetlepel chiazaad

Gesneden banaan en een snufje kaneel

Instructies:

1. Meng gekookte quinoa met amandelmelk
   en chiazaad.

2. Beleg met gesneden banaan en een beetje
   kaneel.

Voedingswaarden (bij benadering):

Calorieën: Ongeveer 200 calorieën

Eiwit: Ongeveer 6 g

Vet: ongeveer 8 g

Koolhydraten: ongeveer 30 g

Vezels: ongeveer 6 g

Kooktijd:10 minuten.

Spinazie en Feta-omelet:

Ingrediënten:

2 grote eieren

Handvol verse spinazie

2 eetlepels verkruimelde fetakaas

1 theelepel olijfolie

Zout en peper naar smaak

Instructies:

1. Fruit in een koekenpan verse spinazie in olijfolie tot verwelkt.

2. Klop de eieren en giet ze over de spinazie.

3. Strooi de verkruimelde feta erover.

4. Kook tot de eieren gestold zijn. Breng op smaak met zout en peper.

Voedingswaarden (bij benadering):

Calorieën: Ongeveer 250 calorieën

Eiwit: Ongeveer 15 g

Vet: ongeveer 15 g

Koolhydraten: ongeveer 5 g

Vezels: ongeveer 2 g

Kooktijd: 10 minuten.

Chiazaad Pudding met amandelmelk:

Ingrediënten:

2 theelepels chiazaad

1/2 kop ongezoete amandelmelk

1/2 theelepel vanille-extract

Gesneden aardbeien voor de topping

Instructies:

1. Meng chiazaden, amandelmelk en vanille essence.

2. Zet minimaal 2 uur in de koelkast of

's nachts.

3. Beleg met gesneden aardbeien.

Voedingswaarden(bij benadering):

Calorieën: Ongeveer 180 calorieën

Eiwit: Ongeveer 6 g

Vet: ongeveer 8 g

Koolhydraten: ongeveer 20 g

Vezels: ongeveer 10 g

Kooktijd: 5 minuten (plus gekoelde tijd).

Volkoren toast met avocado en gepocheerd ei:

Ingrediënten:

1 sneetje volkorenbrood

1/2 avocado, gepureerd

1 gepocheerd ei

Zout en peper naar smaak

Instructies:

1. Rooster het volkorenbrood.

2. Verdeel de pureer de avocado erover.

3. Leg een gepocheerd ei op de avocado.

4. Breng op smaak met zout en peper.

Voedingswaarden (bij benadering):

Calorieën: Ongeveer 250 calorieën

Eiwit: Ongeveer 12 g

Vet: ongeveer 15 g

Koolhydraten: ongeveer 20 g

Vezels: ongeveer 5 g

Kooktijd: 10 minuten.

Smoothie Bowl met bessen en amandelboter:

Ingrediënten:

1/2 kop gemengde bessen (bevroren of vers)

1/2 banaan

1/2 kop ongezoete amandelmelk

1 eetlepel amandelboter

Toppings: gesneden amandelen, chiazaad

Instructies:

1. Meng bessen, banaan, amandelmelk en amandelboter tot een gladde massa.

2. Doe het in een kom en voeg de toppings toe.

Voedingswaarden (bij benadering):
Calorieën: Ongeveer 300 calorieën
Eiwit: Ongeveer 8 g
Vet: ongeveer 15 g
Koolhydraten: ongeveer 30 g

Vezels: ongeveer 7 g

Kooktijd: 5 minuten.

Volkoren Pannenkoekjes met suikervrije siroop:

Ingrediënten:

1/2 kopje volkoren pannenkoekenmix

1/3 kopje water

Suikervrije siroop om te besprenkelen

Instructies:

1. Meng een pannenkoekenmix met water.

2. Kook op een bakplaat tot het bruin is.

3. Besprenkel met suikervrije siroop.

Voedingswaarden (bij benadering):

Calorieën: Ongeveer 250 calorieën

Eiwit: Ongeveer 8 g

Vet: ongeveer 5 g

Koolhydraten: ongeveer 45 g

Vezels: ongeveer 6 g

Kooktijd: 15 minuten.

Havermout met gesneden amandelen en bessen:

Ingrediënten:

1/2 kop gerolde haver

1 kopje ongezoete amandelmelk

1 eetlepel gesneden amandelen

Handvol diverse bessen

Instructies:

1. Kook haver in amandelmelk.

2. Bestrijk met gesneden amandelen en
   meng bessen.

Voedingswaarden (bij benadering):

Calorieën: Ongeveer 250 calorieën

Eiwit: Ongeveer 8 g

Vet: ongeveer 10 g

Koolhydraten: ongeveer 35 g

Vezels: ongeveer 7 g

Kooktijd: 10 minuten.

Volkoren Engelse muffin met gerookte kalkoen en Zwitserse kaas:

Ingrediënten:

1 volkoren Engelse muffin

2 plakjes gerookte kalkoen

1 plak Zwitserse kaas

Instructies:

1. Rooster de volkoren Engelse muffins.

2. Laag met gerookte kalkoen en Zwitsers kaas.

3. Smelt in de broodrooster oven of magnetron een warme boterham.

Voedingswaarden (bij benadering):

Calorieën: Ongeveer 300 calorieën

Eiwit: Ongeveer 20 g

Vet: ongeveer 12 g

Koolhydraten: ongeveer 25 g

Vezels: ongeveer 4 g

Kooktijd: 5 minuten.

DIABETISCH-VRIENDELIJKE LUNCH

Gegrilde kip salade:

Ingrediënten:

4-ounce gegrilde kippenborst

Gemengde groene salades

Gemengde groene salades

Cherrytomaten

Komkommer plakjes

Balsamico Vinaigrette Dressing (vetarm)

Instructies:

1. Grill de kip tot hij gaar is.

2. Gooi slablaadjes, tomaten en
   komkommer.

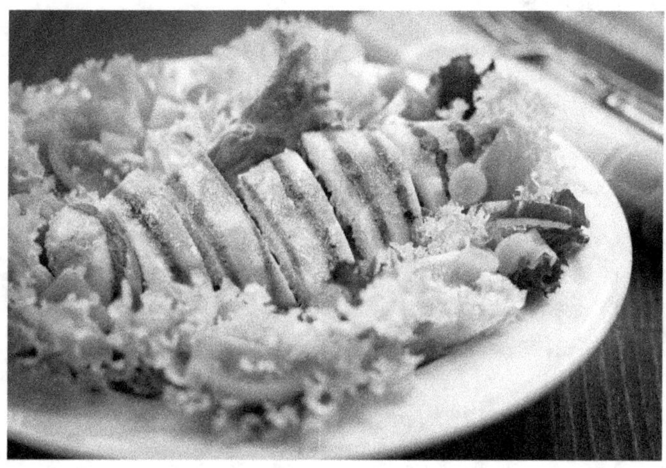

3. Snijd de gegrilde kip in plakjes en schik

deze erop.

4. Besprenkel met balsamico vinaigrette.

Voedingswaarden (bij benadering):

Calorieën: Ongeveer 300 calorieën

Eiwit: Ongeveer 25 g

Vet: ongeveer 10 g

Koolhydraten: ongeveer 20 g vezels; ongeveer 5 g

Kooktijd: 15 minuten.

Quinoa en zwarte bonen kom:

Ingrediënten:

1/2 kop gekookte quinoa

1/2 kop zwarte bonen (ingeblikt, uitgelekt)

Gesneden paprika

Plakjes avocado

Limoensap voor dressing

Instructies:

1. Meng quinoa, zwarte bonen en bel
   paprika's.

2. Beleg met plakjes avocado.

3. Besprenkel met limoensap.

Voedingswaarden (bij benadering):

Calorieën: Ongeveer 350 calorieën

Eiwit: Ongeveer 15 g

Vet: ongeveer 12 g

Koolhydraten: ongeveer 45 g

Vezels: ongeveer 12 g

Voorbereidingstijd: 20 minuten.

Zalm- en asperge foliepakket:

Ingrediënten:

4 ons zalmfilet

Asperges speren

Schijfjes citroen

Olijfolie

Dille en knoflook (optioneel)

Instructies:

1. Leg de vis op een folie vel.

2. Voeg asperges, schijfjes citroen en
   kruiden toe.

3. Vouw tot een bundel en bak/gril tot
   klaar.

Voedingswaarden (bij benadering):
Calorieën:

Ongeveer 250 calorieën

Eiwit: Ongeveer 20 g

Vet: ongeveer 15 g

Koolhydraten: ongeveer 10 g

Vezels: ongeveer 4 g

Kooktijd:20 minuten.

Groenteroerbak met Tofu:

Ingrediënten:

1 kopje tofublokjes

Gemengde roergebakken groenten (broccoli, paprika, erwten)

Natriumarme sojasaus

Gember en knoflook voor smaak

Instructies:

1. Bak de tofu goudbruin.

2. Voeg gemengde groenten toe en roerbak.

3. Breng op smaak met natriumarme
   sojasaus, gember en knoflook.

Voedingswaarden (bij benadering):
Calorieën: Ongeveer 300 calorieën
Eiwit: Ongeveer 18 g
Vet: ongeveer 12 g
Koolhydraten: ongeveer 25 g
Vezels: ongeveer 8 g

Kooktijd: 15 minuten.

Wrap met Kalkoen en Groenten:

Ingrediënten:

4 ons magere kalkoen plakken

Volkoren wrap

Hummus

Gesneden paprika en komkommer

Instructies:

1. Smeer hummus op de wrap.

2. Laag met kalkoen, paprika en

komkommer.

3. Rol op en verdeel in twee helften.

Voedingswaarden (bij benadering):

Calorieën: Ongeveer 320 calorieën

Eiwit: Ongeveer 25 g

Vet: ongeveer 10 g

Koolhydraten: ongeveer 30 g

Vezels: ongeveer 6 g

Kooktijd: 10 minuten.

Caprese Salade Met Kip:

Ingrediënten:

4-ounce gegrilde kippenborst

Plakjes tomaat

Verse plakjes mozzarella

Basilicum blaadjes

Balsamico glazuur

Instructies:

1. Grill de kip tot hij gaar is.

2. Schik tomaat, mozzarella en basilicum.

3. Beleg met gekookte kip.

4. Besprenkel met balsamico glazuur.

Voedingswaarden(bij benadering):

Calorieën: Ongeveer 280 calorieën

Eiwit: Ongeveer 25 g

Vet: ongeveer 15 g

Koolhydraten: ongeveer 10 g

Vezels: ongeveer 2 g

Kooktijd:15 minuten.

Quiche met Champignons en Spinazie:

Ingrediënten:

Volkoren taartbodem

3 eieren

1 kopje gehakte champignons

Handvol verse spinazie

1/2 kopje magere melk

Instructies:

1. Verwarm de oven voor 190°C.

2. Meng eieren en melk in een kom.

3. Bak champignons en spinazie.

4. Doe de groenten in de taartvorm en giet
   het ei mengsel en bak tot het stevig is.

Voedingswaarden (bij benadering):
Calorieën: Ongeveer 300 calorieën

Eiwit: Ongeveer 15 g

Vet: ongeveer 15 g

Koolhydraten: ongeveer 25 g

Vezels: ongeveer 5 g

Kooktijd: 30 minuten.

Kip- en Groenten Kebab:

Ingrediënten:

4 oz kipfilet, in blokjes gesneden

Paprika, kerstomaatjes, courgette

stukken

Olijfolie en kruiden om te marineren

Instructies:

1. Marineer kip in olijfolie en kruiden.

2. Kip en groenten erop rijgen
   spiesjes.

3. Grill tot de kip gaar is.

Voedingswaarden (bij benadering):

Calorieën: Ongeveer 280 calorieën

Eiwit: Ongeveer 20 g

Vet: ongeveer 12 g

Koolhydraten: ongeveer 15 g

Vezels: ongeveer 4 g

Kooktijd:15 minuten.

Black Bean Bowl en zoete aardappel:

Ingrediënten:

1/2 kopje geroosterde zoete aardappelblokjes

1/2 kop zwarte bonen (ingeblikt, uitgelekt)

Plakjes avocado

Salsa als topping

Instructies:

1. Rooster de zoete aardappelblokjes tot ze zacht zijn.

2. Meng met zwarte bonen en garneer met
plakjes avocado.

3. Besprenkel met salsa.

Voedingswaarden (bij benadering):

Calorieën: Ongeveer 300 calorieën

Eiwit: Ongeveer 10 g

Vet: ongeveer 10 g

Koolhydraten: ongeveer 45 g

Vezels: ongeveer 12 g

Kooktijd: 25 minuten.

Aubergine-kikkererwten salade:

Ingrediënten:

1 kop geroosterde aubergine blokjes

1/2 kopje gekookte kikkererwten

Cherrytomaatjes, komkommer en rode ui

Citroen-tahin dressing

Instructies:

1. Rooster de aubergine goudbruin.

2. Combineer met kikkererwten, tomaten,
komkommer en rode ui.

3. Besprenkel met citroen-tahin dressing.

Voedingswaarden (bij benadering):
Calorieën: Ongeveer 320 calorieën

Eiwit: Ongeveer 12 g

Vet: ongeveer 15 g

Koolhydraten: ongeveer 40 g

Vezels: ongeveer 10 g

Kooktijd: 30 minuten

DIABETISCH-VRIENDELIJK

DINER

Gebakken Citroenkruid Zalm

Ingrediënten:

6 oz zalmfilet

Schijfjes citroen

Olijfolie

Verse kruiden zoals rozemarijn en tijm

Kruidenzout en peper

Instructies:

1. Verwarm de oven tot 375 graden
   Fahrenheit (190 graden Celsius).

2. Schik de zalm op een bakplaat.

3. Besprenkel met olijfolie en bedek met
   schijfjes citroen en kruiden.

4. Bak minimaal 15-20 minuten, of tot
   de vis schilfert gemakkelijk.

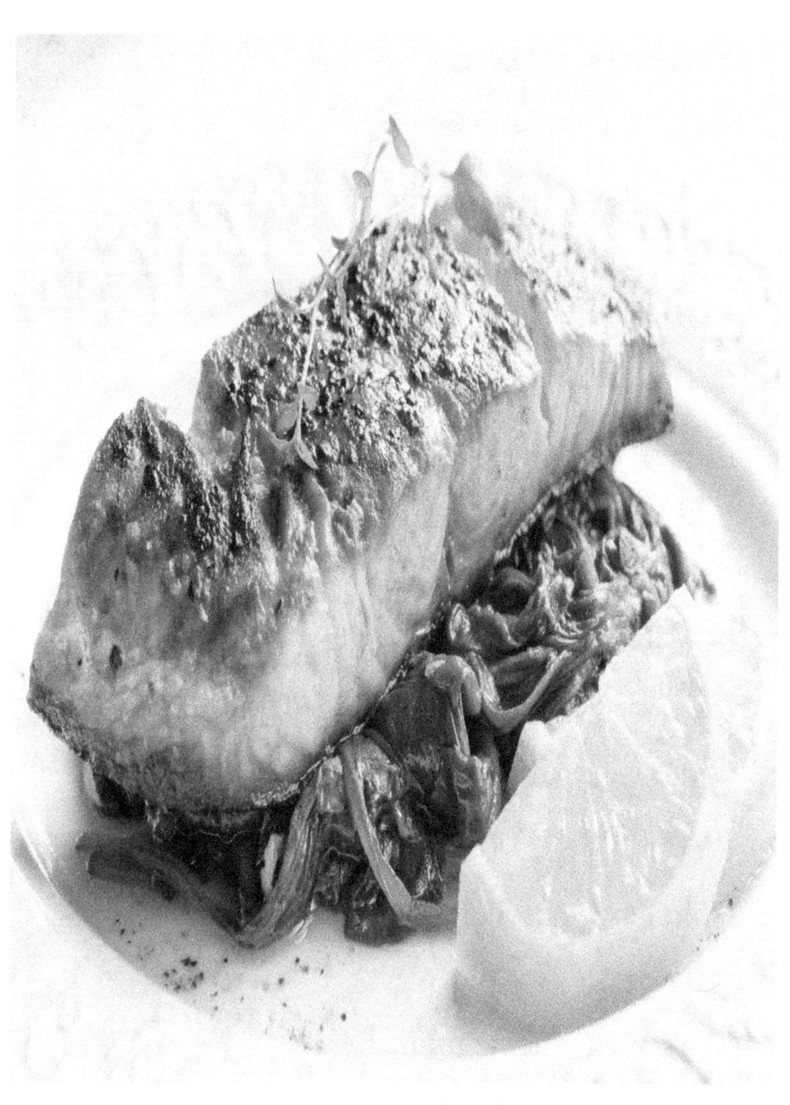

Voedingswaarden:

Calorieën: Ongeveer 300 calorieën

Eiwit: ongeveer 25 g

Vet: ongeveer 18 g

Koolhydraten: ongeveer 2 g

Vezels: ongeveer 1 g

Kooktijd: 20 minuten.

Vegetarische Quinoa Gevulde Paprika's:

Ingrediënten:

Een halve paprika

1 kopje gekookte quinoa

Zwarte bonen, maïs, gehakte tomaten

Mexicaanse kruiden (komijn, chilipoeder)

Optioneel geraspte kaas

Instructies:

1. Verwarm de oven tot 175 graden Celsius
   (350 graden Fahrenheit)

2. Combineer quinoa, zwarte bonen, maïs,
   tomaten en kruiden in een mengkom.

3. Paprika's vullen met vulling en bakken
   gedurende 25-30 minuten.

4. Indien gewenst bestrooien met geraspte
   kaas en bakken tot het gesmolten is.

Voedingswaarden: Calorieën: Ongeveer 250

calorieën

Eiwit: Ongeveer 12 g

Vet: ongeveer 8 g

Koolhydraten: ongeveer 35 g

Vezels: ongeveer 8 g

Kooktijd: 30 minuten.

Gegrilde kip- en groentespiesjes:

Ingrediënten:

6 oz in blokjes gesneden kipfilet

Paprika, kerstomaatjes, courgette

Olijfolie en kruiden marineren

Instructies:

1. Marineer de kip in olijfolie en
   kruiden gedurende 30 minuten.

2. Spies de kip en de groenten.

3. Grill tot de kip gaar is.

Voedingswaarden: Calorieën: Ongeveer 280
calorieën Eiwit: Ongeveer 20 g
Vet: ongeveer 12 g
Koolhydraten: Ongeveer 15 g
Vezels: ongeveer 4 g

Kooktijd: 15 minuten.

Spaghettipompoen met Kalkoen Bolognese:

Ingrediënten:

1 middelgrote spaghettipompoen

8 ons gemalen kalkoen

Tomatensaus (geen suiker toegevoegd)

Knoflook, ui en kruiden uit Italië

Instructies:

1. Rooster de spaghettipompoen en verwijder ze strengen.

2. Bak de kalkoen bruin in een koekenpan

met de knoflook en ui.

3. Laat de tomatensaus en kruiden zachtjes
koken.

4. Schep de kalkoen saus over de spaghetti
squash.

Voedingswaarden: Calorieën: Ongeveer 300
calorieën

Eiwit: Ongeveer 22 g

Vet: ongeveer 10 g

Koolhydraten: ongeveer 30 g

Vezels: ongeveer 8 g

Kooktijd: 45 minuten

Gevulde kippenborst met champignons en spinazie:

Ingrediënten:

6 ons kipfilet

Champignons, in plakjes gesneden

Spinazie, vers

Kruiden, knoflook, olijfolie

Natriumarme kippenbouillon

Instructies:

1. Verwarm de oven tot 375 graden
   Fahrenheit (190 graden Celsius).

2. Bak champignons en spinazie met
knoflook en kruiden in een koekenpan.

3. Maak een zak in de kipfilet en
vul het met het mengsel.

4. Bak gedurende 25-30 minuten op 350°F.

Voedingswaarden:

Calorieën: Ongeveer 280 calorieën Eiwit:
Ongeveer 25 g

Vet: ongeveer 12 g

Koolhydraten: Ongeveer 5 g

Vezels: ongeveer 2 g

Kooktijd: 30 minuten.

Kikkererwten- en Groenten Curry:

Ingrediënten:

1 kopje ingeblikte, uitgelekte kikkererwten

Groenten (bloemkool, wortels en erwten)

Curry Kruiden (kurkuma, komijn en koriander)

Lichte kokosmelk

Bruine rijst om te serveren

Instructies:

1. Fruit gemengde groenten met
   kerrie kruiden in een koekenpan.

2. Laat de kikkererwten en kokosmelk
   sudderen.

3: Serveer met gekookte bruine rijst.

Voedingswaarden: Calorieën: Ongeveer
320 calorieën

Eiwit: Ongeveer 15 g

Vet: ongeveer 10 g

Koolhydraten: ongeveer 45 g

Vezels: ongeveer 10 g

Kooktijd: 25 minuten.

Citroen-knoflookgarnalen met quinoa:

Ingrediënten:

6 ons gepelde en ontdaan garnalen

1 kopje gekookte quinoa Citroensap, knoflook, olijfolie

Garneer met verse peterselie

Instructies:

1. Bak garnalen in olijfolie met knoflook.

2. Kook tot de garnalen roze zijn en voeg dan toe citroen sap.

3. Garneer met peterselie en serveer gekookte quinoa.

Voedingswaarden: Calorieën: ongeveer 250 calorieën

Eiwit: ongeveer 20 g

Vet: ongeveer 10 g

Koolhydraten: ongeveer 20 g

Vezels: ongeveer 20 g

Kooktijd: 15 minuten.

Margherita-pizza met bloemkoolkorst:

Ingrediënten:

Bloemkool Pizzabodem (gekocht of handgemaakt)

Tomatensaus (geen suiker toegevoegd)

Plakjes verse mozzarella, tomaat en basilicum

Druppelende olijfolie

Instructies:

1. Verwarm de oven voor volgens de korst recept.

2. Bestrijk de korst met tomatensaus.

3. Schik de mozzarella, tomaat en basilicum op een bord.

4. Besprenkel met olijfolie en bak 10 uur minuten, of totdat de kaas smelt.

Voedingswaarden: Calorieën: Ongeveer 280 calorieën

Eiwit: Ongeveer 15 g

Vet: ongeveer 15 g

Koolhydraten: ongeveer 20 g

Vezels: ongeveer 5 g

Kooktijd: 15 minuten.

Teriyaki Kalkoen en Broccoli Roerbak:

Ingrediënten:

8 oz gemalen kalkoen

Broccoliroosjes

Teriyakisaus (natriumarm)

Knoflook en gember voor de smaak

Bruine rijst om te serveren

Instructies:

1. Bak de kalkoen bruin in een koekenpan
   met de gember en knoflook.

2. Roer de broccoli erdoor tot deze zacht is.

3. Giet de teriyaki saus erbij en laat even
   staan sudderen.

4. Serveer met bruine rijst die is geweest
   gekookt.

Voedingswaarden: Calorieën: Ongeveer 300 calorieën

Eiwit: Ongeveer 20 g

Vet: ongeveer 12 g

Koolhydraten: ongeveer 30 g

Vezels: ongeveer 5 g

Kooktijd: 20 minuten.

Met eieren gebakken bloemkoolrijst met tofu:

Ingrediënten:

1 kop bloemkoolrijst

1/2 kopje in blokjes gesneden stevige tofu

Groenten (erwten, wortels en maïs)

Sesamolie, sojasaus

Lente-uitjes ter decoratie

Instructies:

1. Kook de tofu bruin en zet opzij.

2. Fruit bloemkoolrijst en andere
   groenten in een wok.

3. Roer de tofu, sojasaus en sesamolie
   erdoor.

4. Garneer eventueel met uien.

Voedingswaarden:

Calorieën: Ongeveer 250 calorieën

Eiwit: Ongeveer 15 g

Vet: ongeveer 10 g

Koolhydraten: ongeveer 25 g

Vezels: ongeveer 8 g

Kooktijd: 15 minuten.

DIABETISCH-VRIENDELIJKE

SNACKS

Griekse yoghurt Perfect

Ingrediënten:

1/2 kop ongezoete Griekse yoghurt

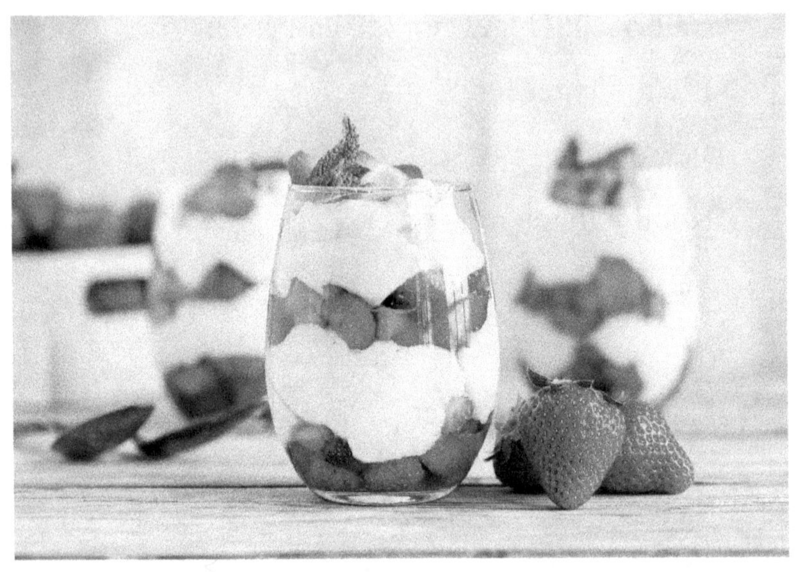

1/2 kop ongezoete Griekse yoghurt

1/4 kopje bonenmengsel (aardbeien, bosbessen)

1 theelepel chiazaad

1 el gehakte noten (amandelen of walnoten)

Instructies:

1. Doe een laagje Griekse yoghurt in een
   kom.

2. Roer de bessen en chia zaden erdoor.

3. Garneer met gehakte noten.

Voedingswaarden:

Calorieën: Ongeveer 150 calorieën

Eiwit: Ongeveer 10 g

Vet: ongeveer 8 g

Koolhydraten: ongeveer 12 g

Vezels: ongeveer 5 g

Kooktijd : 5 minuten.

Groentesticks Met Hummus

Ingrediënten:

Komkommer en wortelstokjes

2 eetlepels. hummus (mager)

Instructies:

1. Maak wortel- en komkommer sticks.

2. Serveer met hummus apart om te dippen.

Voedingswaarden:

Calorieën: Ongeveer 100 calorieën

Eiwit: ongeveer 4 g

Vet: ongeveer 6 g

Koolhydraten: ongeveer 10 g

Vezels: ongeveer 4 g

Kooktijd: 10 minuten.

Hardgekookte eieren met avocado:

Ingrediënten:

2 eieren, hardgekookt

1/2 gesneden avocado

Kruidenzout en peper

Instructies:

1. Schik de hardgekookte eieren op een
   schaal plakjes.

2. Serveer met gesneden avocado ernaast.

3. Kook met zout en peper naar smaak.

Voedingswaarden:

Calorieën: Ongeveer 200 calorieën

Eiwit: Ongeveer 14 g

Vet: ongeveer 14 g

Koolhydraten: ongeveer 6 g

Vezels: ongeveer 5 g

Kooktijd: 15 minuten.

Kwark en Ananas Kom:

Ingrediënten:

1/2 kop kwark (vetarm)

1/2 kopje verse ananasstukjes

Optioneel kaneel strooien

Instructies:

1. Doe de kwark in een kom.

2. Garneer met stukjes ananas.

3. Bestrooi eventueel met kaneel.

Voedingswaarden:

Calorieën: Ongeveer 150 calorieën

Eiwit: Ongeveer 15 g

Vet: ongeveer 2 g

Koolhydraten: ongeveer 20 g

Vezels: ongeveer 2 g

Kooktijd: 5 minuten.

Amandel- en bessensmoothie

Ingrediënten:

1/4 kopje gemengde bessen (aardbeien, frambozen)

1/2 kop ongezoete amandelmelk

1 eetl. amandelboter

Optioneel (ijsblokjes)

Instructies:

1. Meng in een blender de amandelmelk,
   bessen en amandelboter tot een gladde
   massa.

2. Voeg indien gewenst ijsblokjes toe.

Voedingswaarden:

Calorieën: Ongeveer 180 calorieën

Eiwit: Ongeveer 6 g

Vet: ongeveer 12 g

Koolhydraten: Ongeveer 15 g

Vezels: ongeveer 4 g

Kooktijd: 5 minuten.

Geroosterde Kikkererwten:

Ingrediënten:

1 kop gewassen en uitgelekte kikkererwten uit blik

1 theelepel olijfolie

Specerijen (paprika, komijn, knoflookpoeder)

Instructies:

1. Verwarm de oven voor op 400 graden

Fahrenheit (200 graden Celsius).

2. Combineer kikkererwten, olijfolie en kruiden in een mengkom.

3. Bak gedurende 20-25 minuten, of tot ze knapperig zijn.

Voedingswaarden:

Calorieën: Ongeveer 180 calorieën

Eiwit: ongeveer 7 g

Vet: ongeveer 7 g

Koolhydraten: ongeveer 25 g

Vezels: ongeveer 7 g

Kooktijd: 25 minuten.

Kaas en volkoren crackers:

Ingrediënten:

1 ounce magere kaas (cheddar of mozzarella)

10 volkoren crackers

Instructies:

1. Snij de kaas in stukjes.

2. Begeleiden met volkoren crackers.

Voedingswaarden:

Calorieën: Ongeveer 200 calorieën
Eiwit: Ongeveer 10 g

Vet: ongeveer 8 g

Koolhydraten: ongeveer 20 g

Vezels: ongeveer 3 g

Kooktijd: 5 minuten.

Pindakaas Appelschijfjes:

Ingrediënten:

1 middelgrote gesneden appel

2 eetlepels. natuurlijke pindakaas

Instructies:

1. Schil de appel en snijd hem in partjes.

2. Smeer pindakaas op elke plak.

Voedingswaarden:

Calorieën: Ongeveer 200 calorieën

Eiwit: Ongeveer 6 g

Vet: ongeveer 10 g

Koolhydraten: ongeveer 25 g

Vezels: ongeveer 5 g

Kooktijd: 5 minuten.

Cherrytomaat en Mozzarella Spiesjes:

Ingrediënten:

Cherrytomaten

Verse mozzarellabolletjes

Basilicum blaadjes

Besprenkel met balsamico glazuur

Instructies:

1. Rijg spiesjes met kerstomaatjes, mozzarella en basilicum.

2. Werk af met een scheutje balsamicoglazuur.

Voedingswaarden:

Calorieën: Ongeveer 150 calorieën
Eiwit: Ongeveer 8 g

Vet: ongeveer 10 g

Koolhydraten: Ongeveer 5 g

Vezels: ongeveer 1 g

Kooktijd: 10 minuten.

Amandelen bedekt met pure chocolade:

Ingrediënten:

1 ounce (70% cacao) pure chocolade

1/4 kopje gesneden amandelen

Instructies:

1. Smelt het donker in een

magnetronbestendige kom chocolade.

2. Doop de amandelen in het gesmolten
   mengsel chocolade.

3. Zet opzij om af te koelen en te laten
   stollen

Voedingswaarden:

Calorieën: Ongeveer 200 calorieën

Eiwit: Ongeveer 6 g

Vet: ongeveer 15 g

Koolhydraten: Ongeveer 15 g

Vezels: ongeveer 4 g

Kooktijd:15 minuten.

DIABETISCH-VRIENDELIJKE DESSERTS

Gebakken kaneelappels:

Ingrediënten:

2 appels met middelmatige klokhuis

1 eetl kaneel

1 eetlepel walnoten, gehakt

1 theelepel (optioneel) honing

Instructies:

1. Verwarm de oven tot 375 graden

Fahrenheit (190 graden Celsius).

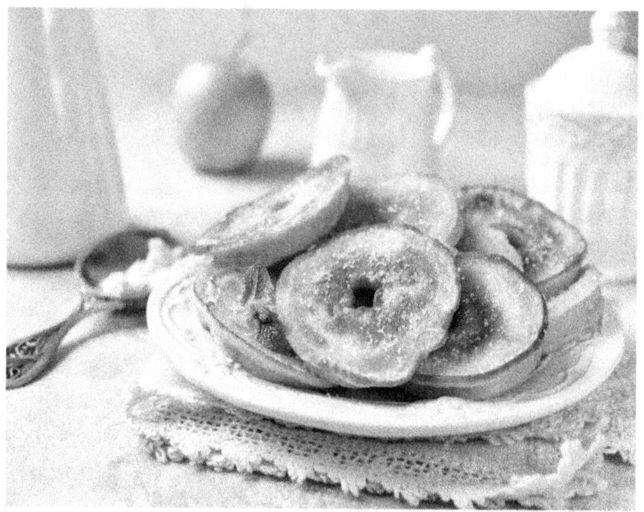

2. Schik de geschilde appels in een bakvorm dienblad.

3. Garneer met kaneel en walnoten.

4. Besprenkel indien gewenst met honing.

5. Bak gedurende 20-25 minuten, of tot de appels zijn zacht.

Voedingswaarden:

Calorieën: Ongeveer 150 calorieën

Eiwit: ongeveer 1 g

Vet: ongeveer 3 g

Koolhydraten: ongeveer 30 g

Vezels: ongeveer 5 g

Kooktijd: 25 minuten.

Chiazaad Pudding met bessen:

Ingrediënten:

2 theelepels chiazaad

1/2 kopje amandelmelk, ongezoet

Aardbeien en bosbessen gemengd

Instructies:

1. Meng in een mengkom de chiazaden en amandelmelk.

2. Laat het minstens 2 uur of een hele nacht afkoelen.

3. Bestrooi voor het serveren met gemengde bessen.

Voedingswaarden:

Calorieën: Ongeveer 120 calorieën

Eiwit: ongeveer 4 g

Vet: ongeveer 6 g

Koolhydraten: ongeveer 15 g

Vezels: ongeveer 8 g

Kooktijd: 5 minuten (plus koeltijd).

Yoghurtparfait met noten en bessen:

Ingrediënten:

1/2 kopje ongezoete Griekse yoghurt

1/4 kop bessen, gemengd

1 eetlepel amandelen, gehakt

1 theelepel (optioneel) honing

Instructies:

1. Doe een laagje Griekse yoghurt in een
glas.

2. Roer de gemengde bessen en amandelen
erdoor.

3. Besprenkel indien gewenst met honing.

Voedingswaarden:

Calorieën: Ongeveer 180 calorieën

Eiwit: Ongeveer 10 g

Vet: ongeveer 8 g

Koolhydraten: ongeveer 20 g

Vezels: ongeveer 4 g

Kooktijd: 5 minuten.

Gebakken Peren Met Kaneel En Ricotta:

Ingrediënten:

2 middelgrote gehalveerde peren

1 theelepel kaneel

2 eetlepels (magere) ricottakaas

Instructies:

1. Verwarm de oven tot 375 graden Fahrenheit (190 graden Celsius).

2. Schik de peren helften in een bakplaat.

3. Bak gedurende 20 minuten en bestrooi

met kaneel.

4. Bestrijk voor het serveren met een
   klodder ricotta.

Voedingswaarden:

Calorieën: Ongeveer 160 calorieën

Eiwit: ongeveer 3 g

Vet: ongeveer 4 g

Koolhydraten: ongeveer 30 g

Vezels: ongeveer 6 g

Kooktijd:20 minuten.

Aardbeien met donkere chocoladedip

Ingrediënten:

6 middelgrote aardbeien

1 ounce (70% cacao) pure chocolade

Instructies:

1. Smelt het donker in een
   magnetronbestendige kom chocolade.

2. Bestrijk elke aardbei met gesmolten
   chocolade.

3. Leg het op een stuk bakpapier koel.

Voedingswaarden:

Calorieën: Ongeveer 120 calorieën

Eiwit: ongeveer 2 g

Vet: ongeveer 6 g

Koolhydraten: ongeveer 15 g

Vezels: ongeveer 4 g

Kooktijd:10 minuten.

Kaneel Gebakken bananen:

Ingrediënten:

2 middelgrote gesneden bananen

1 theelepel kaneel

1 theelepel gehakte pecannoten

Instructies:

1. Verwarm de oven tot 375 graden
   Fahrenheit (190 graden Celsius).

2. Bekleed een bakplaat met plakjes banaan.

3. Garneer eventueel met kaneel en noten
   gewenst.

4. Bak gedurende 15-20 minuten, of tot de
   bananen zijn goudbruin.

Voedingswaarden:

Calorieën: Ongeveer 130 calorieën

Eiwit: ongeveer 2 g

Vet: ongeveer 5 g

Koolhydraten: ongeveer 25 g

Vezels: ongeveer 3 g

Kooktijd: 20 minuten.

Frozen Berry Yoghurt Bites

Ingrediënten:

1/2 kopje ongezoete Griekse yoghurt

Bessen (bosbessen en frambozen)

1 eetlepel honing (optioneel).

Instructies:

1. Combineer indien gewenst Griekse
   yoghurt en honing.

2. Soeplepels vol op een bakplaat bekleed
   met perkament.

3. Voeg aan elke lepel een paar bessen toe.

4. Zet minimaal 2 uur in de vriezer.

Voedingswaarden:

Calorieën: Ongeveer 100 calorieën

Eiwit: Ongeveer 6 g

Vet: ongeveer 3 g

Koolhydraten: ongeveer 15 g

Vezels: ongeveer 2 g

Kooktijd: 10 minuten (plus vriestijd).

Chocolade Koekjes van amandelmeel

Ingrediënten:

1/4 kop pure chocoladestukjes

1 kopje amandelmeel

1/4 kop gesmolten kokosolie

1 eetlepel ahornsiroop

Instructies:

1. Verwarm de oven tot 350 graden
   Fahrenheit (175 graden Celsius).

2. Combineer amandelmeel,

chocoladestukjes,gesmolten kokosolie en ahornsiroop in een mengkom.

3. Schik lepels vol op een bakplaat.

4. Verwarm in de oven gedurende 10-12 minuten, of tot goudbruin.

Voedingswaarden

Calorieën: Ongeveer 120 calorieën (per koekje) Eiwit: Ongeveer 2 g

Vet: ongeveer 9 g

Koolhydraten: ongeveer 9 g

Vezels: ongeveer 2 g

Kooktijd: 12 minuten.

Chia-ijslolly's met kokos en bessen:

Ingrediënten:

2 theelepels chiazaad

1/2 kop ongezoete kokosmelk

Aardbeien en bosbessen gemengd

Instructies:

1. Combineer de chiazaden en kokosmelk.

2. Vul de ijslolly vormpjes voor de helft met chia, mengsel en fruit.

3. Zet minimaal 4 uur in de vriezer.

Voedingswaarden:

Calorieën: Ongeveer 80 calorieën (per ijslolly)

Eiwit: ongeveer 2 g

Vet: ongeveer 5 g

Koolhydraten: ongeveer 10 g

Vezels: ongeveer 4 g

Kooktijd: 10 minuten (plus vriestijd).

Pumpkin Spice Gebakken Havermout Cups

Ingrediënten:

2 kopjes gerolde haver

1/2 kopje gepureerde pompoen

1 theelepel pompoenkruiden

1/4 kop gehakte noten (walnoten of pecannoten)

Instructies:

1. Verwarm de oven tot 350 graden Fahrenheit (175 graden Celsius).

2. Combineer haver, pompoenpuree, noten en pompoenkruiden in een mengkom.

3. Verdeel het mengsel over de muffin kopjes.

4. Bak gedurende 20 minuten, of tot de kaas

gaar is gesmolten.

Voedingswaarden:

Calorieën: Ongeveer 150 calorieën (per kopje)

Eiwit: ongeveer 5 g

Vet: ongeveer 5 g

Koolhydraten: ongeveer 20 g

Vezels: ongeveer 4 g

Kooktijd: 20 minuten.

CONCLUSIE

Ter afsluiting van het 'Diabetische kookboek voor beginners' gaan we op een reis die verder gaat dan recepten – het gaat erom dat u verantwoordelijkheid kunt nemen voor uw gezondheid via bewuste keuzes en smakelijke, diabetesvriendelijke maaltijden.

In dit boek hebben we diabetes gedemystificeerd, door ons te verdiepen in de definitie, de typen en de delicate dans van insuline in ons lichaam. We bespraken de cruciale functie van voeding, waarbij we de nadruk legden op complete voeding, uitgebalanceerde maaltijden en het belang van controle over de porties. Leefstijl

Aspecten, zoals regelmatige fysieke activiteit, stressmanagement en voldoende slaap, werden benadrukt als cruciale componenten van een alomvattende aanpak van diabetescontrole.

Denk aan het einde van dit hoofdstuk aan de termen die onze reis weerspiegelen: Balans, Variatie, Consistentie en Viering. Het balanceren van uw maaltijden, het integreren van een scala aan voedzame voedingsmiddelen, het constant volhouden van uw inspanningen en het genieten van elke prestatie – groot of klein – zijn de pijlers van een gezondere levensstijl.

Dit kookboek gaat niet alleen over recepten; het is een gids voor het ontwikkelen van gedrag dat uw welzijn verbetert. Of u nu een culinaire newbie bent of een doorgewinterde chef-kok, u beschikt over de middelen om smakelijke maaltijden te bereiden die aansluiten bij uw gezondheidsdoelen.

Dus omarm het plezier van koken, proef de smaken van voedingskeuzes en verheug je over de overwinningen onderweg. Uw gezondheid is een reis, geen bestemming, en elke stap die u zet is een getuigenis van uw toewijding aan een robuust en zinvol leven. Op jouw pad naar een betere, gelukkiger jij!